BEI GRIN MACHT SICH IHR
WISSEN BEZAHLT

- Wir veröffentlichen Ihre Hausarbeit,
  Bachelor- und Masterarbeit

- Ihr eigenes eBook und Buch -
  weltweit in allen wichtigen Shops

- Verdienen Sie an jedem Verkauf

Jetzt bei www.GRIN.com hochladen und kostenlos publizieren

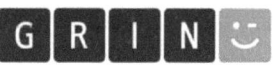

Bibliografische Information der Deutschen Nationalbibliothek:

Die Deutsche Bibliothek verzeichnet diese Publikation in der Deutschen National-
bibliografie; detaillierte bibliografische Daten sind im Internet über http://dnb.d-
nb.de/ abrufbar.

Impressum:

Copyright © 2017 GRIN Verlag
Druck und Bindung: Books on Demand GmbH, Norderstedt Germany
ISBN: 9783668631694

Dieses Buch bei GRIN:

https://www.grin.com/document/387649

Volker Julius

Auswirkungen einer Systemänderung der Krankenkassenfinanzierung auf das Solidarprinzip und die Effizienz und Qualität von Gesundheitsleistungen

GRIN Verlag

GRIN - Your knowledge has value

Der GRIN Verlag publiziert seit 1998 wissenschaftliche Arbeiten von Studenten, Hochschullehrern und anderen Akademikern als eBook und gedrucktes Buch. Die Verlagswebsite www.grin.com ist die ideale Plattform zur Veröffentlichung von Hausarbeiten, Abschlussarbeiten, wissenschaftlichen Aufsätzen, Dissertationen und Fachbüchern.

Besuchen Sie uns im Internet:

http://www.grin.com/

http://www.facebook.com/grincom

http://www.twitter.com/grin_com

Hausarbeit

Auswirkungen einer Systemänderung der Krankenkassenfinanzierung auf das Solidarprinzip und die Effizienz und Qualität von Gesundheitsleistungen

Volker Julius

Abgabedatum: 07.02.2018

Inhaltsverzeichnis

Tabellenverzeichnis

Abkürzungsverzeichnis

BV - Bürgerversicherung

DRG - Diagnoses Related Groups

GOÄ - Gebührenordnung für Ärzte

GOZ - Gebührenordnung für Zahnärzte

GKV - Gesetzliche Krankenversicherung

KV - Krankenversicherung

PKV - Private Krankenversicherung

SGB - Sozialgesetzbuch

1 Einleitung

„Die SPD fordert eine Bürgerversicherung, der mögliche Koalitionspartner Union hält nichts davon." (Woratschka, 2017) Solche oder so ähnliche Pressemitteilungen sind momentan täglich zu lesen, da auf bundespolitischer Ebene in möglichen Sondierungsgesprächen zwischen CDU/CSU und SPD die zukünftige Krankenversicherung (KV) in Deutschland verhandelt und debattiert wird (Focus, 2017). Bei Kritikern der Bürgerversicherung (BV) ist die Sprache von weniger Innovationen, Rationierung und Qualitätsverlust bei Gesundheitsleistungen und eine höhere Belastung der Arbeitgeber im Rahmen der paritätischen Finanzierung der Beiträge. Wohin gegen die Befürworter eines Systemwechsels ein angemesseneres Erfüllen des Solidarprinzips, eine Gleichheit von Gesundheitsleistungen für alle Patienten und, durch einen sinkenden Beitragssatz zur KV, niedrigere Lohnnebenkosten der Arbeitgeber anführen (Becker, 2017).

Diesen Diskussionspunkten soll im Rahmen dieser Hausarbeit nachgegangen werden. Unterschiede der Finanzierungssysteme bezüglich des Solidarprinzips und der möglichen Qualität und Effizienz von Gesundheitsleistungen sollen wissenschaftlich erörtert werden und folgender Forschungsfrage nachgegangen werden: Wie wirkt sich eine Systemänderung der Krankenkassenfinanzierung hin zu einer Bürgerversicherung nach Rürup auf das Solidarprinzip und die Effizienz und Qualität von Gesundheitsleistungen aus?

Um diese Frage beantworten zu können werden zunächst das aktuelle Krankenkassensystem Deutschlands und das Modell der BV nach Rürup beschrieben, bevor die möglichen Auswirkungen einer Systemumstellung dargestellt werden. Abschließend sollen diese diskutiert und mögliche Alternativen aufgezeigt werden.

2 Krankenversicherungssystem in Deutschland

Das Krankenversicherungssystem in Deutschland ist historisch gewachsen. Die Wurzeln des heutigen Systems liegen bereits im Mittelalter im christlichen Glauben begründet, welcher durch Gebote einen sozialen und solidarischen Umgang der Gläubigen forderte. Handwerker und Kaufleute schlossen sich zu Gilden und Zünften, Bergleute zu Knappschaften zusammen, um deren Mitgliedern eine gewisse soziale Absicherung zu gewährleisten. Die heutige Sozialgesetzgebung begründet sich auf die, zur Sicherung der inneren Ordnung, 1883 bis 1885 eingeführten ersten Sozialgesetzte in Deutschland durch Reichskanzler Bismarck. Das System der Gesetzlichen Krankenversicherung (GKV) entstand 1883 und zu diesem Zeitpunkt wurden vorrangig gewerbliche Arbeiter zwangsversichert. Bürger über einer versicherungsberechtigten Grenze und Selbstständige waren hiervon ausgeschlossen, da man davon ausging, dass diese selbst für ihr Wohlergehen sorgen können. Im weiteren Verlauf entwickelten sich aus Zusammen-schlüssen von Angestellten, die nicht wie Arbeiter pflichtversichert waren, die Ersatzkassen. Diese wurden 1937 zu Körperschaften des öffentlichen Rechts und damit Bestandteil der GKV. Zusammenschlüsse die nicht umgewandelt wurden bildeten die Grundlage der heutigen Privaten Krankenversicherung (PKV) (Simon, 2013, S. 19ff).

Im Folgenden werden zunächst die gesetzlichen Grundlagen für die KV in Deutschland aufgezeigt und die beiden Krankenversicherungsmöglichkeiten (GKV und PKV) gefolgt vom Konzept der BV, nach der Ausarbeitung der Rürup Kommission von 2003, beschrieben. Detailinformationen und -beschreibungen sind der Fachliteratur zu entnehmen.

2.1 Bestehendes Krankenversicherungssystem

Da das Zusammenleben in Deutschland u. a. auf dem Sozialstaatsgebot beruht, ist es notwendig, dass der Staat für einen Ausgleich sozialer Gegensätze und Ungleichheiten sorgt. Hieraus wird eine Krankenbehandlung im Rahmen einer Daseinsvorsorge abgeleitet (Simon, 2013, S. 102f). Zumal lt. Grundgesetz „jeder [...] das Recht auf Leben und körperliche Unversehrtheit" (BMJV, 2017a, S. 2) hat. Diese Grundsätze der Sozialgesetzgebung sind im Sozialgesetzbuch V (SGB V) näher geregelt. Dort werden die Grundlagen der GKV bestimmt und das SGB V nimmt z. B. durch §5 Versicherungspflicht und §6 Versicherungsfreiheit, ebenfalls Einfluss auf die PKV. (BMJV, 2017b)

2.1.1 Gesetzliche Krankenversicherung

Demnach hat die GKV die Aufgabe die Gesundheit der Versicherten, auch durch Vorsorgemaßnahmen und aktiver Beteiligung der Versicherten, zu erhalten oder wiederherzustellen. In ihr sind, bis auf Ausnahmen, alle Bürgerinnen und Bürger Deutschlands pflichtversichert. Die Versicherungspflicht zur GKV besteht nicht für Freiberufler, Beamte, Selbstständige, Studierende und Arbeitnehmer mit einem Einkommen größer der Versicherungspflichtgrenze (BMJV, 2017b). Im Jahr 2016 waren 71,41 Millionen Menschen in der GKV (BMG, 2017) in 118 unterschiedlichen Krankenkassen (2017 sind es noch 113 verschiedene Krankenkassen) versichert (GKV-Spitzenverband, 2017). Diese Krankenkassen teilen sich nach Kassenarten in Allgemeine Ortskrankenkassen (AOK), Betriebskrankenkassen (BKK), Innungskrankenkassen (IKK), Landwirtschaftliche Krankenkassen (LKK), Krankenkasse Knappschaft-Bahn-See (KBS) und Ersatzkassen auf und sind keine Versicherung im üblichen Sinne, sondern mittelbare Staatsverwaltung. Ihnen ist eine Gewinnerzielungsabsicht untersagt. Die Versicherten in der GKV unterscheiden sich in Pflichtversicherte (Mitglieder), freiwillig Versicherte

(Mitglieder) und beitragsfrei mitversicherte Familienangehörige (Bezieher von versicherungsfremden Leistungen) (Simon, 2013, S. 165ff).

Zur Erfüllung der Aufgaben sind von der GKV Leistungen zur Verhütung, Früherkennung und Behandlung von Krankheiten zu gewähren. Medizinische Rehabilitation und Krankengeld sind ebenso wie Kosten zur Empfängnisverhütung, Sterilisation und Schwangerschaftsabbruch zu zahlen (Simon, 2013, S. 181). Die Leistungen der GKV müssen für die Versicherten auf Grundlage des Wirtschaftlichkeitsgebotes und des medizinisch Notwendigen geleistet werden, die Maßnahmen müssen darüber hinaus nach aktuellem medizinischen Erkenntnisstand wirksam sein. Die von der GKV zu erbringenden Leistungen sind im SGB V ab §11 verbindlich für alle GKV geregelt. Ebenso wird die Vergütung und der Aushandelmechanismus im korporatistischem System z. B. zwischen der Kassenärztlichen Bundesvereinigung und dem GKV-Spitzenverband beschrieben (BMJV, 2017b). Die GKV erbringt die Leistungen im Regelfall anhand des Sachleistungsprinzips, d. h. der Versicherte muss finanziell nicht in Vorleistung treten, sondern die GKV zahlt den Leistungsbetrag direkt an den Leistungserbringer (Simon, 2013, S. 188f). Sie unterliegen dabei dem Bedarfsprinzip, jeder Versicherte erhält die Leistungen die er benötigt, unabhängig vom gesundheitlichen Risiko oder der Höhe der entrichteten Beiträge. Die Leistungen richten sich auch nach der Wirksamkeit. Dies wird durch den Gemeinsamen Bundesausschuss festgelegt (Rosenbrock & Gerlinger, 2014, S. 129f).

Die GKV ist eine überwiegend durch Mitgliedsbeiträge finanzierte Sozialversicherung, staatliche Zuschüsse betragen weniger als 10 % der Gesamteinnahmen. Der Mitgliedsbeitrag ist lohnsummenabhängig und wird auf Arbeitsentgelte aus einer versicherungspflichtigen Beschäftigung, Renten- und Vorsorgebezüge und Arbeitseinkommen von Rentnern aus einer versicherungspflichtigen Beschäftigung oder selbständigen Tätigkeit bis zur festgelegten Beitragsbemessungsgrenze erhoben. Der Beitrag setzt sich aus einem Arbeitnehmer- und Arbeitgeberanteil (bzw. Rentenversicherungsanteil) zusammen, ein möglicher Zusatzbeitrag ist alleine vom Arbeitnehmer zu entrichten (Simon, 2013, S. 195ff). Der aktuelle Beitrag setzt sich paritätisch aus 14,6 % Arbeitnehmer- und Arbeitgeberanteil vom Bruttolohn und einen individuellen Zusatzbeitrag (2016 lag dieser durchschnittlich bei 1,1 % vom Bruttolohn) zusammen. 1970 lag der Beitrag zur GKV zum Vergleich bei 8,2 % (IAQ Uni Duisburg-Essen, 2017). Für den Versicherten besteht die Möglichkeit mit der Krankenkasse eine Zusatzvereinbarung (Selbstbehalt) abzuschließen, um z. B. den Beitrag zu senken oder eine Rückerstattung erhalten zu können. Die von den einzelnen Krankenkassen erhobenen Beiträge werden an den Gesundheitsfond entrichtet und anhand eines morbiditätsorientierten Risikostrukturausgleichs (Morbi-RSA) zurück an die einzelnen Krankenkassen gezahlt

(vgl. SGB V, §266 bis §273). Sollten diese Einnahmen einer Krankenkasse zum Be-
gleichen der Ausgaben nicht ausreichen, erhebt sie einen Zusatzbeitrag, der für alle
Beitragszahler dieser Krankenkasse den gleichen Prozentsatz vom Bruttolohn ent-
spricht (Simon, 2013, S. 201f). In nachfolgender Tabelle ist die Ausgabenverteilung der
GKV nach Leistungsbereiche dargestellt, um einen Überblick über die Kostenverteilung
zu erhalten.

Tabelle 1: Verteilung von 100 Euro GKV-Ausgaben nach Leistungsbereiche

Krankenhausbehandlung	33,26%
Vertragsärztliche Versorgung	18,37%
Arzneimittel	16,83%
Zahnärztliche Behandlung & Zahnersatz	6,08%
Krankengeld	5,42%
Netto Verwaltungskosten	4,27%
Hilfsmittel	3,46%
Sonstige Ausgaben	3,16%
Heilmittel	2,84%
Häusliche Krankenpflege	2,51%
Fahrtkosten	2,35%
Vorsorge/Reha	1,43%

(Quelle: eigene Darstellung in Anlehnung an AOK, 2017)

Im Gegensatz zum Solidarprinzip der GKV folgt die PKV dem Äquivalenzprinzip (Simon, 2013), dieses und der grundsätzliche Aufbau der PKV soll nachfolgend beschrieben werden.

2.1.2 Private Krankenversicherung

Die PKV bietet zwei unterschiedliche Leistungsbereich für die medizinische Absicherung an. Zum einen werden für alle Personen, auch für die in der GKV Versicherten,
Ergänzungstarife für die gesundheitliche Absicherung angeboten (z. B. Zahnzusatztari-
fe, Brillenversicherung usw.), zum anderen werden verschiedene Tarife zur Krankenkostenvollversicherung für Personen die nicht in der GKV pflichtversichert sein müssen
bereitgestellt (Simon, 2013, S. 219). Im Folgenden soll nur die Krankenkostenvollversicherung betrachtet werden.

2016 waren 8,77 Millionen Personen in einer PKV in 50 unterschiedlichen Versicherungsgesellschaften, die im Verband der Privaten Krankenversicherung organisiert sind, krankenkostenvollversichert (PKV, 2017). Die Versicherungsunternehmen unterliegen in Deutschland zwar auch einer staatlichen Kontrolle (BaFin) und Gesetzten (Versicherungsaufsichtsgesetz, Versicherungsvertragsgesetz und SGB V), sind jedoch im Vergleich zur GKV nicht so stark reglementiert (Simon, 2013, S. 219f).

Die Personen, die nicht in der GKV pflichtversichert sein müssen, unterliegen seit dem 01.01.2009 dem Kontrahierungszwang und müssen in einer PKV eine Krankenkostenvollversicherung abschließen oder sich freiwillig in der GKV versichern. Seit diesem Zeitpunkt ist die PKV verpflichtet einen einheitlichen Basistarif, der auf GKV-Leistungsgrundlage zum GKV-Höchstbeitrag basiert, anzubieten und Versicherungsberechtigte, nach SGB V, unabhängig von medizinischen Risiken müssen aufgenommen werden. Für alle weiteren Krankenkostenvollversicherungen wird ein individueller Vertrag zwischen der Versicherungsgesellschaft und dem Antragsteller geschlossen. Hierbei wird die Prämie risikoabhängig anhand einer Gesundheitsprüfung, die gesundheitliche Vorerkrankungen und Risiken beurteilt, und dem Alter auf Grundlage des Äquivalenzprinzips (Prämienzahlungen entsprechen dem Barwert der zu erwartenden Leistungen) erhoben. Seit 2012 darf das individuelle Risiko nicht weiter nach dem Geschlecht beurteilt werden. Bei entsprechenden Vorerkrankungen kann es entweder zu einem Leistungsausschluss oder Risikozuschlag seitens der Versicherung führen, im ungünstigsten Fall kann die Versicherung den Antrag ablehnen und den Basistarif anbieten (Simon, 2013, S. 221ff). Privatversicherte Angestellte haben nach SGB V §257 einen Anspruch auf eine Unterstützung des Arbeitgebers (BMJV, 2017b). Beamte sind zu wenigstens 50 % über die Beihilfe versichert, bei Familien erhöht sich der Beihilfesatz bis auf max. 70 %. Sie benötigen für die Differenz zu 100 % eine PKV. Im Gegensatz zur GKV sind in der PKV Familienangehörige, die die gesetzlichen Voraussetzungen erfüllen, nicht beitragsfrei mitversichert. Es wird für jede Person ein eigener individueller Vertrag geschlossen und eine entsprechend vereinbarte Prämie gezahlt. In dieser Prämie sind Altersrückstellungen eingerechnet, um das Ansteigen der Beiträge im Alter zu mindern (Kapitaldeckungsverfahren) (Simon, 2013, S. 227ff).

Es besteht je nach Vertrag die Möglichkeit, durch Selbstbehalt oder Beitragsrückerstattung, die Versicherungsprämie zu verringern. Bei Inanspruchnahme von Gesundheitsleistungen muss der Versicherte im Regelfall in finanzielle Vorleistung treten und kann die Versicherungsleistung nach Rechnungserhalt einfordern, es werden dann die vertraglich vereinbarten Kosten erstattet. Im Unterschied zur GKV findet keine Vertragsarztbindung statt. Bei hohen Kosten (z. B. eine umfangreiche Krankenhausbehandlung) ist es jedoch üblich, wie bei der GKV, nach dem Sachleistungsprinzip abzurechnen. Die Abrechnungsbasis bietet im ambulanten Bereich die Gebührenordnung Ärzte

(GOÄ) und Gebührenordnung Zahnärzte (GOZ), im stationären Sektor wird wie bei der GKV über das Diagnoses Related Groups (DRG) System abgerechnet und zusätzliche privatärztliche Kosten über die GOÄ geltend gemacht (Simon, 2013, S. 239). Die Verwaltungskosten der PKV lagen 2015 bei 2,4 % der Beitragseinnahmen (vdek,2017), hinzu zurechnen sind jedoch noch Abschlussaufwendungen in Höhe von 6,5 % (vdek, 2017), die *„unmittelbar und mittelbar durch den Abschluss von Versicherungsverträgen verursacht werden."* (Zeidler, o. J.)

Tabelle 2: Gegenüberstellung von Merkmalen der GKV und PKV

Merkmal	GKV	PKV
Organisation	Staatliche Sozialversicherung durch Krankenkassen	Individualversicherung durch private Versicherungsunternehmen
Zugänglichkeit	Wahlfreiheit unter allen geöffneten Krankenkassen	Nur für Personen, die der GKV-versicherungspflicht nicht unterliegen
Zugangsverfahren	Durch Beitrittserklärung, alle Kassen unterliegen einer gesetzlichen Aufnahmepflicht	Aufnahme erst nach Gesundheitsprüfung und Risikoabschätzung, keine Aufnahmepflicht außer Basistarif und Kindernachversicherung
Art und Umfang der Leistungen	Sachleistungen und Anspruch auf alle medizinisch notwendigen Leistungen	Kostenerstattung, Leistungspflicht nur für vereinbarte Leistungen
Versicherung von Familienangehörigen	Beitragsfreie Mitversicherung von Ehegatten und Kindern	Individueller Versicherungsvertrag für jede Person
Finanzierung	Für alle Mitglieder gleicher einkommensabhängiger Beitragssatz, pauschaler, einkommensabhängiger Zusatzbeitrag und Zuzahlungen	Individuelle Prämie nach gewähltem Tarif und Versicherungsrisiko, Selbstbehalte
Finanzierung aus sonstigen Quellen	Steuerzuschuss des Bundes	Kapitalerträge aus Altersrückstellungen

(Quelle: Eigene Darstellung in Anlehnung an Simon, 2013, S. 264)

Nachfolgend zu dieser Gegenüberstellung der wichtigsten Merkmale von GKV und PKV soll nun das Konzept der BV nach den grundlegenden Überlegungen der Kommission um Prof. Dr. Dr. H. C. Bert Rürup von 2003 erläutert werden.

2.2 Bürgerversicherung nach Rürup

Die Kommission stellte Überlegungen und Vorschläge zu den sozialen Sicherungssystemen in Deutschland in Bezug zur Nachhaltigkeit an. Hiervon betroffen ist auch das Krankenversicherungssystem. Die Kommission stellte zwei unterschiedliche Konzepte zur zukünftigen Finanzierung der GKV vor. Zum einen wurde ein Konzept erarbeitet welches eine Pauschalprämie als Beitrag vorsieht, die Gesundheitsprämie und zum anderen das Modell der BV, auf dieses soll näher eingegangen werden (Rürup, 2003).

Das Ziel der Kommission war ein Modell zu entwickeln, welches sowohl die Lohnnebenkosten senkt, die Konjunktur fördert, die Beitragsgerechtigkeit steigert und die GKV nachhaltig, für kommenden demografischen Herausforderungen, stärkt. Zum Erreichen dieser Ziele ging die Kommission von der Annahme aus, dass die Lösung der Herausforderung nur mit einem in sich geschlossenen Gesamtkonzept zu realisieren sei. Dieses beruht auf drei verschiedenen Maßnahmenbereichen, eine Erweiterung des Versichertenkreises, eine Erweiterung der Beitragsgrundlage und ein Angebot von Zusatzversicherungen. (Rürup, 2003, S. 149) Mit dieser Systemänderung sollen zwei Hauptgründe (beschränkter Versichertenkreis und ausschließliche Beitragskopplung an den Lohn der Mitglieder) für steigende Beiträge beseitigt werden und die KV solidarisch für die Zukunft aufgestellt werden (Lauterbach, 2004).

Zur Erweiterung des Versichertenkreises sollen zukünftig alle Personen pflichtversichert werden, unabhängig von ihrem Einkommen oder dem jeweiligen Status. Zusätzlich soll der Krankenversicherungsbeitrag nicht nur paritätisch lohnsummenabhängig erhoben werden, sondern auch auf weitere Einnahmequellen (Miet- und Kapitaleinnahmen, Zinseinkünfte) ausgeweitet werden. Ebenso soll die Beitragsbemessungsgrenze angehoben werden. Durch diese Maßnahmen soll sowohl die Beitragsgerechtigkeit steigen und der Beitragssatz und dadurch die Lohnnebenkosten sinken. Mit einer somit stattfindenden Entlastung der mittleren und niedrigen Einkommen, die nachweisliche eine niedrige finanzielle Sparrate vorweisen, kann die Konjunkturlage verbessert werden. Mit einer solchen Finanzierung der KV würde die Nachhaltigkeit verbessert, da der Beitrag von einer breiteren Basis und von unterschiedlichen Einkünften entrichtet werden würde. Eine Zwei-Klassen-Medizin würde mit dieser Maßnahme verhindert, eine Sonderstellung von Personengruppen (Beamte, Selbstständige) würde aufgehoben und somit zu einer Stärkung des Solidarprinzips und der sozialen Gerechtigkeit beitragen. Durch ein Angebot von privaten Zusatzversicherungen soll es weiterhin möglich sein, sowohl medizinische Wellnessleistungen als auch Leistungen, bei denen die medizinische Notwendigkeit nicht festgestellt wurde, zu erhalten. Die BV soll weiterhin alle Leistungen übernehmen für die diese medizinische Notwendigkeit festgestellt wurde (Rürup, 2003, S. 150ff).

3 Auswirkungen einer Systemänderung

Ein möglicher Transformationsprozess der Krankenversicherung wird von Befürwortern der BV wie folgt angeführt. Zukünftig würde schrittweise die kapitalgedeckte, risikoabhängige und unsolidarische PKV in eine gesetzlichen BV überführt, die über das Umlageverfahren finanziert wird. Die bisherige PKV könne sich, nach der Maßgabe des Gesetzberbers, an diesem neuen Konzept beteiligen und auch Gewinne erzielen (Lauterbach, 2004).

Im Folgenden sollen die möglichen Auswirkungen einer solchen Systemänderung auf das Solidarprinzip und auf die Effizienz und Qualität von Gesundheitsleistungen dargestellt werden. Weitere Auswirkungen, z. b. auf den Arbeitsmarkt oder auf die Beitragsstabilität werden in dieser Arbeit ebenso nicht thematisiert, wie die rechtlichen und gesetzlichen Kompetenzfelder.

3.1 Auswirkungen auf das Solidarprinzip

Durch die Ausweitung des Versichertenkreises, die Anhebung der Bemessungsgrenze und der Erhebung von Beiträgen auf weitere Einkommensarten trägt die BV zu einem Solidaritätsgewinn bei (Rürup, 2003, S. 150ff). Ebenso wirkt ein Systemwechsel stärkend auf die horizontale und vertikale Beitragsgerechtigkeit (Rosenbrock & Gerlinger, 2014, S. 435). Hingegen lässt sich argumentieren, dass durch die demografische Entwicklung das bestehende Umlageverfahren für die jungen Beitragszahler nicht solidarisch ist, da diese im Verhältnis deutlich höher Krankenkosten zu tragen haben wie die älteren Versicherten. Hier ist die PKV in sich solidarischer, da in einer Versichertenkohorte über das Kapitaldeckungsverfahren ein Solidarausgleich entsteht und zukünftige Generationen nicht höher belastet werden. Ebenso ist festzustellen, dass eine, auch durch den medizinischen Fortschritt, bedingte Beitragssteigerung in der PKV zu Lasten eines jeden Versicherten, unabhängig vom Alter des Versicherten, durch individuelle Beitragsanpassungen in einer Kohorte, führt. In der GKV wird jedoch eine höhere Belastung, bedingt durch eine Beitragssatzerhöhung, vermehrt von den jüngeren Mitgliedern getragen (Pimpertz, 2017). Zumal die medizinische Behandlung im aktuellen System gleich ist, lediglich die Wartezeiten differieren können (Montgomery, 2017b).

Weiterhin lassen sich zusätzliche Gesundheitsleistungen in Deutschland nicht verbieten und somit gäbe es mit der Einführung einer BV sehr schnell einen zweiten teuren Gesundheitsmarkt (Montgomery, 2017b). Dem gegenüber steht, dass für alle Patienten unabhängig ihrer KV die Honorare für ärztliche Leistungen nach dem Bedarf gezahlt werden sollen. Es soll mit einer Umstellung zur BV kein Geld eingespart werden, sondern ein Mehr an Gerechtigkeit erzielt werden (Lauterbach, 2017).

3.2 Auswirkungen auf Effizienz und Qualität

Die Befürworter einer BV beschreiben ebenso, dass durch eine Überführung der KV in eine BV die Qualität der Gesundheitsleistungen erhöht wird, da durch eine solche Systemänderung bestehende und festgefahrene Strukturen (z. B. Einheitsverträge und Monopolstrukturen) aufgelöst werden würden. Die Beitragserhebung auf zusätzliche Einkünfte würde die finanzielle Effizienz nicht schmälern, da diese Strukturen z. B. bei freiwillig versicherten Rentner erprobt sind (Rürup, 2003, 149ff). Durch das Auflösen von Vertragsmonopolen, wie der Krankenkassenverbände oder der Kassenärztlichen Vereinigungen, ließe sich der Wettbewerb auch unter den Leistungserbringern und Versicherungen steigern und dadurch eine höhere Qualität und Effizienz generieren (Lauterbach, 2004). Anreize für eine höhere Facharztdichte in Gebieten mit vielen Privatpatienten können bei einer Einführung einer BV eliminiert werden (Lauterbach, 2017). Da in der Vergangenheit von 1992 bis 2001 die Leistungsausgaben für GKV-Versicherte um 29 % und für PKV-Versicherte um 43 % gestiegen sind, ist von Fehlallokationen und einem Fehlanreiz zur verstärkten Behandlung von PKV-Versicherten auszugehen (Lauterbach, 2004).

Hingegen wird für das bestehende GKV-PKV-System angeführt, dass seit sechs Jahren die Finanzsituation in der GKV stabil ist und die Möglichkeit gute Vorsorgeleistungen für die Versicherten zu tätigen besteht (Montgomery, 2017a). Weiterhin führt der Wettbewerb zwischen der PKV und GKV zu einem positiven Innovationsdruck (Montgomery, 2017b). Der kassenindividuelle Zusatzbeitrag führt z. B. zu einer Effizienzsteigerung und höherem Wettbewerb im GKV-System, da die Mitglieder sich in der günstigsten Krankenkasse mit dem niedrigsten Zusatzbeitrag oder in einer Teureren mit besseren Leistungen versichern können (Pimpertz, 2017). Bei einer Umsetzung der BV besteht zu dem das Risiko einer wirklichen Zwei-Klassen-Medizin, da Versicherungen ggf. das medizinische System selbst organisieren und bestimmen können welche Leistungen bezahlt werden (Neubauer, 2017). Worauf Befürworter der BV anführen, dass alle medizinisch notwendigen und wirksamen Leistungen auch in einem System der BV gewährt werden würden und somit eine Systemänderung nicht zu einem Qualitätsverlust führen würde (Rürup, 2003).

4 Fazit und Ausblick

Die angeführten Positionen zeigen, dass sich die Solidaritätsfrage, bei einer Überführung in die BV, nicht pauschal klären lässt (Pimpertz, 2017) und somit kann weder das bestehende noch das angestrebte System präferiert werden, ohne dass Detailstudien zu den einzelnen Bereichen der Solidaritätsfrage durchgeführt worden sind.

Für die Effizienz und Qualität finden sich, wie gezeigt, für beide Seiten Argumente, aber es sind auch strukturelle Probleme im Gesundheitswesen, die unabhängig vom Krankenversicherungssystem Verbesserungspotential bieten.

Laut den Veröffentlichungen der OECD und WHO liegt das Verhältnis von Input und Output des deutschen Gesundheitssystems im durchschnittlichen Bereich, dies ist wohl auf eine verbesserungswürdige Verzahnung der Sektoren und einem Qualitätsdefizit in der medizinischen Akutversorgung, bei der Versorgung chronisch Erkrankter und bei der Menge an Vorsorgeleistungen zurück zu führen. Laut Patientenbefragungen sind Wartezeiten auf einen Termin oder eine Behandlung ebenso wenig ein Defizit wie die Zugänglichkeit zu ärztlichen Leistungen (Greß, Maas & Wasem, 2017). Besonders das Problem der sektorübergreifenden Behandlung muss im Patienteninteresse verbessert und gelöst werden (Nagel, Neukirch, Schmid & Schulte, 2017). Dies wird auch von Montgomery beschrieben, dass in der Überwindung der Sektorgrenzen besonderes Verbesserungspotential zu finden ist, welches die Effizienz und Qualität nachhaltig steigern kann (Montgomery, 2017b).

Somit sollten die qualitätsverbessernden Prozesse unterstützt und angeschoben werden, besonders zu nennen sind Möglichkeiten, wie finanzielle Anreizsysteme, um die Sektorgrenzen zu überwinden oder eine Ausweitung von strukturierten Behandlungsprogrammen, um chronische und komplexe Erkrankungen wirkungsvoller und damit kosteneffizienter zu therapieren (Greß, Maas & Wasem, 2017).

Hingegen wird von Pimpertz beschrieben, dass ein zukünftig zu lösendes Problem hauptsächlich in der Ausgabenseite der GKV zu suchen ist, denn die Einnahmenseite sei stabil. Im Zeitraum von 1991 bis 2014 sind die Ausgaben um 1,25 % stärker gestiegen als die Einnahmen und dies trotz Kostensenkungsmaßnahmen wie Rationierungen im Bereich Zahnheilkunde und Augenheilkunde. Dies ist sowohl auf den demografischen Wandel als auch auf den medizinischen Fortschritt und dem Mangel an Wettbewerb im Gesundheitswesen zurück zu führen (Pimpertz, 2017).

Der Blick auf die Effizienz der Verwaltungskosten lässt auf wenig Verbesserungspotential schließen, da es, wie unter Kapitel 2.1.1 und Kapitel 2.1.2 dargestellt, kaum Unterschiede zwischen den Verwaltungskosten der GKV und der PKV gibt und diese bei der

GKV einen niedrigen Gesamtkostenanteil von unter 7 % (netto 4,27 %) ausmacht (Busse, Schreyögg & Stargardt, 2017, S.289).

Eine mögliche Anpassung des bestehenden GKV-Konzeptes wäre die Versicherten analog zu Zahnzusatzversicherung mehr in die Verantwortung zu nehmen und hierdurch dem Moral Hazard entgegen zu steuern. Dies könnte z. B. mit Patientenkonten und verschiedenen Selbstbehalts- oder Kostenerstattungsmodellen geschehen (Neubauer, 2017). Möglich wäre auch die Abschaffung der Versichertenpflichtgrenze, um dadurch einen größeren Wettbewerb der Krankenkassen zu generieren. Somit hätte jeder Bürger die freie Krankenkassenwahl (Montgomery, 2017b). Was nicht grundsätzlich zu einem schlechteren Konsum von Vorsorge und Bedarfsleistungen führen muss, da den Versicherten ein irrationales und für die zukünftige gesundheitliche Entwicklung negatives Verhalten nicht per se unterstellt werden sollte (Neubauer, 2017).

Um die angesprochenen Qualitäts- und Effizienzprobleme zu lösen, wäre eine Steigerung des Wettbewerbs auf der Leistungsseite notwendig und ein Lösen der bekannten und angeführten Effizienzprobleme in der Versorgung und Struktur des Gesundheitsmarktes sinnvoll (Greß, Maas & Wasem, 2017).

Zumal die bisher durchgeführten Anpassungen im bestehenden System auf eine Annäherung der PKV und GKV hinauslaufen. Dies ist an dem Kontrahierungszwang für die PKV oder anhand der Einführung von Wahltarifen in der GKV festzustellen (Rosenbrock & Gerlinger, 2014, S. 162).

Auf Grund der vielschichtigen Auswirkungen bei einer Änderung oder Anpassung des KV-Systems sind weitere Betrachtungen und Gutachten notwendig, um entweder das bestehende System im Bezug auf die angesprochenen Bereiche zu verbessern oder ein gänzlich neues System zu implementieren. Ebenso scheint es sinnvoll die Gesundheitssysteme aus dem europäischen Umfeld (Österreich, Frankreich und Schweden werden in den Befragungen und Studien von Greß, Maas & Wasem aus 2008 positiv dargestellt) näher mit dem deutschen System zu vergleichen und ggf. effiziente, effektive und qualitativ bessere Aspekte zu übernehmen, dies könnte in einer weiteren Arbeit thematisiert werden.

5 Literaturverzeichnis

AOK (2017). *Verteilung von 100 Euro GKV-Ausgaben nach Leistungsbereich im Jahr 2017 (in Euro)*. In Statista - Das Statistik-Portal. Verfügbar unter: https://de.statista.com/statistik/daten/studie/5508/umfrage/verteilung-von-100-euro-gkv-ausgaben-nach-leistungsbereich/ (13.12.2017)

Becker, M. (2017). *SPD fordert das Ende der PKV! Die gravierenden Folgen der Bürgerversicherung.* Verfügbar unter: http://www.focus.de/finanzen/versicherungen/krankenversicherung/buergerversicherun g-spd-fordert-das-ende-der-pkv_id_7918580.html (11.12.2017).

Bundesministerium der Justiz und für Verbraucherschutz (BMJV) (2017a). *Grundgesetz für die Bundesrepublik Deutschland.* Verfügbar unter: http://www.gesetze-im-internet.de/gg/GG.pdf (12.11.2017).

Bundesministerium der Justiz und für Verbraucherschutz (BMJV) (2017b). *Sozialgesetzbuch Fünftes Buch – Gesetzliche Krankenversicherung.* Verfügbar unter: https://www.gesetze-im-internet.de/sgb_5/index.html (12.11.2017).

Bundesministerium für Gesundheit (BMG) (2017). *Entwicklung der Versichertenzahl in der gesetzlichen Krankenversicherung (GKV) in Deutschland in den Jahren 1994 bis 2016 (in Millionen)*. In Statista - Das Statistik-Portal. Verfügbar unter: https://de.statista.com/statistik/daten/studie/2925/umfrage/gesetzliche-krankenversicherung-anzahl-versicherte-seit-1994/ (12.11.2017)

Busse, R., Schreyögg, J. & Stargardt, T. (Hrsg.). (2017). *Management im Gesundheitswesen: Das Lehrbuch für Studium und Praxis (4. Auflage).* Berlin: Springer.

Focus (2017). *Koalitionssuche im News-Ticker.* Verfügbar unter: http://www.focus.de/ politik/deutschland/koalitionssuche-im-news-ticker-nach-jamaika-aus-jetzt-groko-cdu-will-mit-spd-sondieren_id_7903919.html (11.12.2017).

GKV-Spitzenverband (2017). *Entwicklung der Anzahl gesetzlicher Krankenkassen in Deutschland von 1970 bis 2017. In Statista - Das Statistik-Portal.* Verfügbar unter: https://de.statista.com/statistik/daten/studie/74834/umfrage/anzahl-gesetzliche-krankenkassen-seit-1970/ (13.11.2017)

Greß, S., Maas, S. &Wasem, J. (2008). *Effektivitäts-, Effizienz- und Qualitätsreserven im deutschen Gesundheitssystem.* Düsseldorf: Hans-Böckler-Stiftung.

IAQ Uni Duisburg-Essen (2017). *Beitragssatz zur gesetzlichen Krankenversicherung* in Deutschland von 1970 bis 2017. In Statista - Das Statistik-Portal.* Verfügbar unter: https://de.statista.com/statistik/daten/studie/408550/umfrage/beitragssatz-zur-krankenversicherung-in-deutschland/ (13.12.2017)

Lauterbach, K. (2004). *Die Bürgerversicherung.* Verfügbar unter: http://nbn-resolving.de/urn:nbn:de:0168-ssoar-202162 (19.12.2017).

Lauterbach, K. (2017). Bürgerversicherung: Keine Angst ums ärztliche Honorar!. *MMW Fortschritte der Medizin, 159 (3), 34-34.*

Nagel, E., Neukirch, B., Schmid, A. & Schulte, G. (2017). *Wege zu einer effektiven und effizienten Zusammenarbeit in der ambulanten und stationären Versorgung in Deutschland – Gutachten.* Verfügbar unter: https://www.researchgate.net/profile/Andreas_Schmid2/publication/320056914_We-ge_zu_einer_effektiven_und_effizienten_Zusammenarbeit_in_der_ambulanten_und_stationaren_Versorgung_in_Deutschland_Gutachten_im_Auftrag_des/links/59cb435e0f7e9bbfdc3b1446/Wege-zu-einer-effektiven-und-effizienten-Zusammenarbeit-in-der-ambulanten-und-stationaeren-Versorgung-in-Deutschland-Gutachten-im-Auftrag-des.pdf (19.12.2017).

Neubauer, G. (2017). Versorgung und Finanzierung in Zusammenhang bringen. *Der freie Zahnarzt, 61 (6), 20-23.*

Montgomery, F. U. (2017a). Wir lehnen die Bürgerversicherung ab. *Der Neurologe & Psychater*, 18 (7-8), 60-60.

Montgomery, F. U. (2017b). *Mit einer Bürgerversicherung hätten wir wirklich eine Zwei-Klassen-Medizin.* Verfügbar unter: http://www.tagesspiegel.de/politik/bundesaerztekammer-praesident-montgomery-mit-einer-buergerversicherung-haetten-wir-wirklich-eine-zwei-klassen-medizin/20672564.html (18.11.2017)

Pimpertz, J. (2017. *Solidarische und gerechte Finanzierung von Gesundheit und Pflege.* Verfügbar unter: https://www.econstor.eu/bitstream/10419/162706/1/890895155.pdf (18.12.2017)

PKV (2017). *Zahlen und Fakten.* Verfügbar unter: https://www.pkv.de/service/zahlen-und-fakten/ (14.12.2017).

Rosenbrock, R. & Gerlinger, T. (2014). *Gesundheitspolitik – Eine systematische Einführung.* Bern: Huber.

Rürup, B. (2003). *Nachhaltigkeit in der Finanzierung der sozialen Sicherungssysteme – Bericht der Kommission.* Verfügbar unter: http://www.bmas.de/SharedDocs/ Downloads/DE/PDF-Publikationen/c318-deutsch-fassung.pdf?__blob=publicationFile&v=2 (14.11.2017)

Simon, M. (2013). *Das Gesundheitssystem in Deutschland: Eine Einführung in die Struktur und Funktionsweise.* Bern: Huber.

vdek (2017). *Anteil der Verwaltungs- und Abschlussaufwendungen an den Beitragseinnahmen der Privaten Krankenversicherung (PKV) in den Jahren 2007 und 2015. In Statista - Das Statistik-Portal.* Verfügbar unter: https://de.statista.com/statistik/daten/studie/321910/umfrage/anteil-der-verwaltungs-und-abschlussaufwendungen-an-den-beitragseinnahmen-der-pkv/ (14.12.2017).

Woratschka, R. (2017). *SPD beharrt auf der Bürgerversicherung.* Verfügbar unter: http://www.tagesspiegel.de/politik/grosse-koalition-spd-beharrt-auf-der-buergerversicherung/20637710.html (09.12.2017).

Zeidler, H. – W. (o. J.). *Abschlusskosten.* Verfügbar unter: http://www.versicherungsma-gazin.de/lexikon/abschlusskosten1944413.html#definition (14.12.2017)

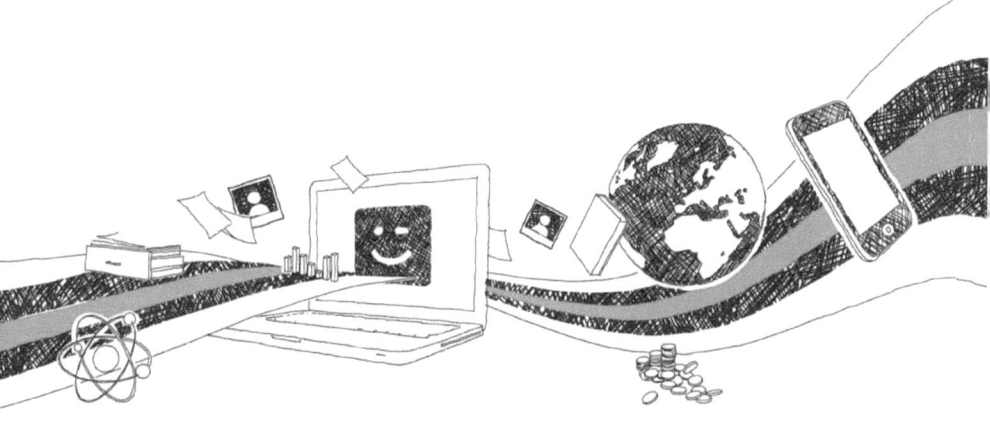
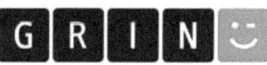